LA DIGITALE

LEÇONS DE THÉRAPEUTIQUE MÉDICALE

PROFESSÉES A L'HOPITAL DE LA CHARITÉ

Par M. G. SÉE

Recueillies et rédigées

PAR MM. LES DOCTEURS DUSART ET LABORDE

PARIS

V. ADRIEN DELAHAYE ET Cie, LIBRAIRES-ÉDITEURS

PLACE DE L'ÉCOLE-DE-MÉDECINE

1877

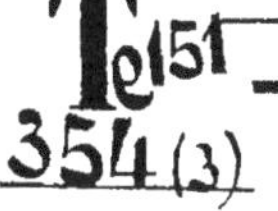

LA DIGITALE

LA DIGITALE

LEÇONS DE THÉRAPEUTIQUE MÉDICALE

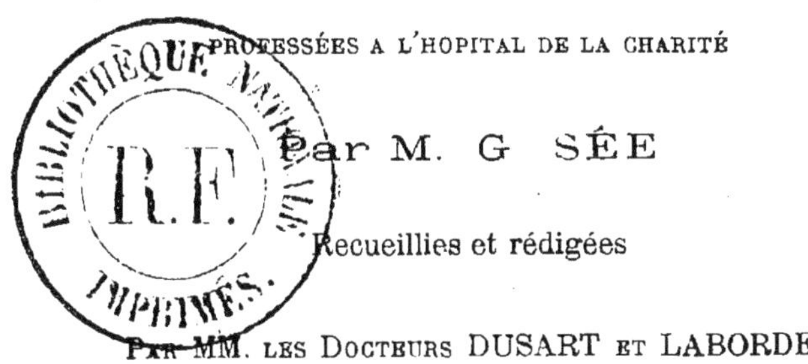

PROFESSÉES A L'HOPITAL DE LA CHARITÉ

Par M. G SÉE

Recueillies et rédigées

Par MM. LES DOCTEURS DUSART ET LABORDE

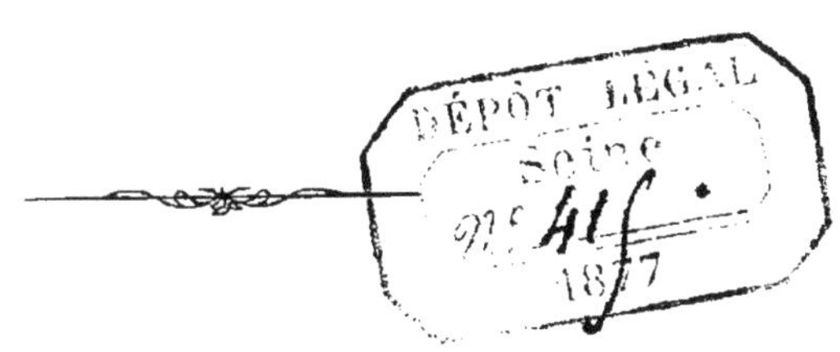

PARIS

V. ADRIEN DELAHAYE ET Cⁱᵉ, LIBRAIRES-ÉDITEURS

PLACE DE L'ÉCOLE-DE-MÉDECINE

—

1877

LA DIGITALE

Messieurs, plusieurs fois déjà, j'ai fait avec détails, l'histoire du médicament dont je vais vous entretenir. Mais chaque année apportant sur ce même point des documents nouveaux sinon des lumières plus vives, cette histoire va sans cesse en se modifiant et en présentant.des aspects jusqu'ici inconnus. J'y reviens donc, et cela avec d'autant moins d'hésitation, que vous ne connaîtrez jamais trop bien une substance aussi importante.

Il y a un peu plus d'un siècle, Messieurs, (vers 1721) que Murray proposa l'emploi régulier de la digitale pourprée, appartenant à la famille des scrofularinées. Ses effets toxiques, d'abord exagérés, la firent un instant rejeter, lorsqu'enfin Withering, en 1775, reprenant son étude, prouva qu'on avait en elle un puissant diurétique et un moyen sûr de ralentir le pouls. C'était, vous le voyez, mettre en lumière et caractériser nettement l'action essentielle de la digitale.

Depuis Withering jusqu'en 1841, les médecins ne se servent guère que de la poudre, surtout de la poudre des feuilles dépouillées de leurs nervures, lesquelles ne contenant que de la cellulose sont parfaitement inactives. On prescrivit aussi les infusions et teintures alcooliques et éthérées de digitale.

Obéissant à la tendance devenue générale qui pousse à extraire et à présenter sous un petit volume les principes actifs des végétaux, MM. Homolle et Quévenne commencèrent, en 1811, leurs recherches sur la digitale. Ils donnèrent le nom de digitaline au principe neutre qu'ils obtinrent, et qui, expérimenté par Bouillaud, Andral, et nos premiers cliniciens, prit bientôt une place importante dans la thérapeutique.

Le nouveau produit, n'étant pas cristallisé, fut critiqué, attaqué de divers côtés, et tous les efforts tendirent à obtenir de la digitale un corps fixe, unique, cristallisable et sur l'action constante duquel on pût compter.

Ces études montrèrent que de la digitaline d'Homolle et Quévenne, fort peu soluble dans l'eau et l'éther, très-soluble dans l'alcool et le chloroforme, on pouvait extraire un nombre considérable de corps tels que la digitalose cristallisée, le digitalin amorphe, tous deux inertes; la digitalide, la digitaléide, la digitoline, la digitaléine, très-active, la digitoxine extrêmement dangereuse et dont les plus faibles doses peuvent tuer, ainsi qu'a failli l'apprendre à ses dépens un assistant du professeur Joly, à Strasbourg. Enfin on y trouve le principe cristallisé préparé par Nativelle, auquel l'Académie a accordé une brillante récompense.

Mais, Messieurs, dans cette digitaline de Nativelle si bien cristallisée, préparée avec tant de soins et présentée comme un produit pur, M. Roucher, pharmacien du Gros-Caillou récemment enlevé à la science, a trouvé plusieurs corps qui paraissent jouir de propriétés chimiques, sinon physiologiques, bien différentes.

D'autre part, à côté de la digitaline amorphe d'Homolle et Quévenne, nous avons d'autres produits, également amorphes, préparés à l'étranger et dont les propriétés diffèrent le plus souvent du médicament français.

Ce sont la digitaline allemande de Merck, plus soluble, celle également allemande de Kosmann; citons encore celle de Morson dans laquelle on a trouvé de notables proportions de digitoline et de digitoxine, etc...

Voilà, Messieurs. bien des produits divers. De la longue étude que j'en ai faite. et des énormes et nombreux volumes que j'ai dû feuilleter pour arriver à vous faire ce résumé en quelques mots, il m'a semblé très-probablement résulter que dans la digitale se trouvent deux produits également utiles et actifs, l'un digitaline cristallisée, l'autre digitaléine amorphe, et que ces deux principes se rencontrent à dose variable dans les différents spécimens que fournit le commerce.

Quel est celui qui devra arrêter notre choix? La digitaline naturelle possède une telle intensité d'action, que un 1/4 de milligramme par jour me paraît devoir en être la dose maxima. Quand un médicament présente une telle activité, il n'est guère facile de le faire entrer dans la pratique de chaque jour; il est dangereux, et j'estime que les médecins font bien de ne pas l'adopter. Pour ma part je ne la prescris pas et ne conseille à personne de l'employer.

Les digitalines étrangères sont infidèles et variables. Celle d'Homolle est prescrite tous les jours, mais comme elle même n'a pas toujours donné des résultats absolument comparables, j'en suis arrivé, Messieurs, à reprendre ce que donnaient nos prédécesseurs, la poudre, la teinture alcoolique, l'extrait alcoolique.

Mais à quelle dose? Ici, je dois revenir sur un point capital de la thérapeutique, effleuré déjà plusieur fois dans l'exposé de ma classification. Si vous ouvrez un formulaire, comme en produisent des pharmaciens fort instruits, fort intelligents du reste, mais auxquels les questions cliniques sont absolument inconnues, vous trouverez : Dose de la poudre de 5 à 75 centig. Eh bien, Messieurs, vous voilà au lit d'un individu atteint de pneumonie ou de fièvre typhoïde et dont vous voulez abaisser en même temps le nombre des pulsations et le degré de température. Vous lui prescrivez 5 centigr. de poudre ; vous continuez pendant plusieurs jours, si les progrès du mal vous en laissent le temps, et vous n'observez absolument aucun effet. Vous en concluez que la dose est nulle. Quelque temps après, vous avez à soigner un malade atteint d'affection du cœur : cinq centigrammes n'ayant rien produit dans le cas précédent, vous vous enhardissez et donnez d'emblée 50, 60, 75 centig. de poudre et vous tuez votre malade. Cependant vous avez suivi les chiffres donnés par ceux qui ont la prétention de vous guider. Ce simple exemple suffit pour vous montrer l'énorme danger de ces prétendues moyennes dans les doses.

Messieurs, quand vous vous trouverez en face d'un adulte, atteint d'affection fébrile grave, chez lequel les fonctions d'absorption sont en partie suspendues et dont la nutrition a subi une profonde perturbation, vous pourrez donner 50, 60 centigr., par fois même jusqu'à 1 gramme de poudre. Dans ces cas ainsi que dans le délire alcoolique, on a vu porter les doses très-haut. Les américains ont donné jusqu'à 15 grammes de teinture alcoolique par jour et avec succès; le même fait a été observé en France.

Si au contraire vous vous trouvez en présence d'un malade atteint d'affection cardiaque, c'est-à-dire présentant un obstacle matériel qui s'oppose mécaniquement au cours du sang, plutôt qu'une maladie totius substantiæ; alors Messieurs, soyez prudents. Prescrivez 5 ou 10 centigrammes de poudre, et restez-en à cette dose pendant quatre ou cinq jours sans la modifier; et sans vous impatienter, car la digitale a ceci de très-intéressant dans son action, c'est que, ne s'éliminant que très-lentement en cinq ou six jours environ, les doses de chaque jour s'ajoutent aux précédentes et s'accumulent dans l'économie. De telle sorte que, si vous prescriviez des doses successivement croissantes, vous vous exposeriez à de graves dangers. Peu de médicaments présentent ce phénomène à un degré aussi prononcé. Beaucoup même sont immédiatement éliminés, tel le bromure de potassium qui disparaît dans les 24 heures et a besoin d'être sans cesse renouvelé, — soyez donc prudents et le 2me et 3e jour, vous verrez le pouls baisser et le calme s'établir.

Pour l'enfant, on a conseillé de régler les doses sur l'âge, en allant de 1 à 14 ou 15 centigrammes, de 1 à 14 ou 15 ans; autant de centigrammes que d'années. D'autres, et Liebig spécialement, conseillent de se régler sur le poids, de sorte que l'enfant de 6 mois pourrait en prendre dans certains cas autant que l'enfant de deux ans. Messieurs, je ne connais rien de plus dangereux : laissez aux Allemands le soin d'appliquer de telles règles de conduite, mais respectez la vie des malades français qui vous seront confiés ! Enfin les formulaires vous disent : pour les enfants la dose est de 1 à 10 centig. Pour moi, messieurs, je vous dirai : soyez ici plus prudents encore que chez les adultes, car la digitale est un de ces médicaments que l'enfant tolère le moins. Si vous traitez un cardiaque, ne dépassez pas *trois* centigr., et observez soigneusement les effets, afin de pouvoir vous arrêter à temps!

Je vous ferai les mêmes remarques au sujet de l'infusion [de feuilles ou de poudre, que quelques formulaires n'ont pas craint de porter au chiffre de 10 grammes!

Je vous ai dit que la teinture alcoolique avait pu être donnée avec avantage à la dose de 12 et 15 gr. aux alcooliques et dans certaines fièvres graves : en général, chez les cardiaques, donnez de 1 gr. à 1.50, et observez attentivement les effets. Dans tous les cas, donnez toujours la dose voulue, dès le début, et ne variez pas ; ce que je vous ai dit de l'accumulation ne doit pas vous engager à donner des doses croissantes. Enfin, comme ces diverses préparations ont plusieurs inconvénients, comme la poudre est souvent altérée, et que toutes ont une action nuisible sur le tube digestif et causent des vomissements ou de la diarrhée, on a conseillé de pratiquer des injections hypodermiques. Messieurs, si vous l'essayez, que ce soit à doses presque homœopathiques, et je vous préviens que, même dans ces conditions, vous ne serez pas encore certains d'éviter les troubles digestifs !

Maintenant, Messieurs, que nous savons à quelles préparations nous devons donner la préférence, il nous reste à déterminer par quelle voie nous les ferons pénétrer dans l'économie. Conseillerez-vous, comme Trousseau le fit dans certains cas d'ascite, de couvrir le ventre d'un vaste cataplasme ou de fomentations de digitale ? Vous devrez, dans ce cas, si vous voulez obtenir un résultat, attendre que l'épiderme ramolli cesse d'opposer une barrière à l'introduction du principe actif. C'est-à-dire que vous devrez attendre de longues heures, après lesquelles il vous sera encore impossible d'apprécier la proportion de médicament introduit dans le sang, ce qui n'est pas sans importance pour un corps aussi actif.

Préférez-vous la pommade ? Il faudra alors recommander de vigoureuses frictions sur les points où la peau est la plus fine et l'épiderme le moins résistant, et ici encore vous ignorerez la dose que vous aurez fait pénétrer.

La digitale sur les surfaces dénudées par un vésicatoire paraîtra beaucoup trop irritante à tous ceux qui connaissent suffisamment ses propriétés. Nous ne parlerons que pour mémoire, des injections sous-cutanées de digitaline. Qu'on les pratique sur des animaux en expérience, rien de mieux. Mais chez vos pareils, prenez bien garde de choisir ce procédé avec un médicament aussi dangereux que la digitaline soluble.

Du reste, Messieurs, ne croyez pas que vous éviteriez par aucun de ces procédés, l'action nuisible de la digitale sur le tube digestif. Quelle que soit la voie d'entrée, la digitale n'en affectera pas moins les organes de la digestion.

Ainsi donc, tous les autres moyens étant dangereux ou incertains, il ne nous en reste qu'un, c'est l'absorption par la voie digestive.

II

ACTION PHYSIOLOGIQUE DE LA DIGITALE.

Voyons maintenant, ce que le clinicien peut demander à la Digitale. Pour nous en faire une idée précise et qui reste dans l'esprit comme un guide sûr et fidèle, nous commencerons par chercher sur quels éléments et de quelle façon s'exerce son influence. Nous verrons successivement que :

1° De son action sur le cœur et la circulation périphérique résultent le ralentissement du pouls et l'augmentation de la pression intra-vasculaire ;

2° Que l'abaissement de température qu'elle provoque justifie son emploi comme antipyrétique dans les fièvres ;

3° Qu'elle est un de nos meilleurs diurétiques, grâce à la suractivité qu'elle imprime aux fonctions du rein ;

4° Enfin qu'elle impressionne divers départements du système nerveux.

C'est ainsi qu'elle produit l'irritation des nerfs du tube digestif, et par suite, la diarrhée, les vomissements, tous phénomènes de l'intolérance.

Cette action n'est pas seulement locale et topique : on la voit se produire chez certains malades, quelle que soit la voie d'introduction adoptée, même à la suite des injections hypodermiques.

Du côté de l'encéphale, les phénomènes varient avec les doses et aussi avec la susceptibilité individuelle. Tantôt on constate le subdelirium, d'autres fois le coma. La pupille se dilate, la marche est titubante, les muscles sont agités de contractions fibrillaires. Ces derniers symptômes sont produits par les doses extrêmes. Généralement les mouvements respiratoires, d'abord un peu précipités, ne tardent pas à se ralentir en devenant plus profonds et plus amples. On a mis à profit cette propriété dans le traitement de l'Asthme et de la Phthisie. Il ne me semble pas douteux que la Digitale agisse sur les nerfs des organes génitaux dans les deux sexes. Chez la femme, elle provoque des contractions et avec celles-ci la suspension d'hémorrhagies utérines. Chez l'homme, elle vous tirera maintes fois d'embarras, lorsque vous vous trouverez en présence de ces êtres insupportables pour lesquels l'heure de la frigidité a sonné avant celle de la résignation. Vous mériterez souvent leur reconnaissance en leur prescrivant la digitale unie à l'iodure de potassium et au seigle ergoté.

Messieurs, quand vous poséderez bien ces quatre modes d'action de la Digitale, vous comprendrez pourquoi ce précieux médicament est présenté dans les formulaires et manuels de toute espèce comme guérissant toutes les maladies, privilége qu'il partage avec un certain nombre d'autres substances de premier ordre. Mais vous saurez aussi qu'elle est l'étendue des services qu'il peut rendre, des désordres qu'il peut causer, et pourquoi, administré à deux malades, ayant une maladie de même nom, il soulagera l'un et accablera l'autre.

Mais reprenons en détail son étude.

Nous avons parlé du *cœur*: voici comment on

procède pour étudier l'action de la Digitale sur cet organe. On met à nu le cœur d'un animal à sang froid, d'une grenouille, par exemple ; ceci fait, on injecte dans le sang de un à trois milligrammes de Digitale en infusion. Au bout de trois à cinq minutes on voit la diastole se diviser en deux temps, par suite d'une contraction du ventricule qui oppose un obstacle momentané à l'arrivée de l'ondée sanguine. Puis le mouvement d'expansion reprend sa marche et se complète. Ce premier effet se produit par un dicrotisme dans la courbe graphique des appareils enregistreurs.

Enfin, le ventricule étant tout à fait rempli, survient une systole excessivement vigoureuse qui chasse si complétement le sang contenu dans la cavité que les parois de celles-ci deviennent absolument pâles.

Les ventricules, déjà si puissants, voient leur puissance si notablement augmentée et suspendent si difficilement leurs contractions, que les oreillettes ont beaucoup de peine à y faire affluer le sang. Ce trouble du rhythme pendant la pulsation s'accompagne d'une diminution considérable dans la fréquence du pouls, qui peut tomber au tiers et même à la moitié du chiffre normal. Si la dose est portée plus loin, une diastole sur deux manque presque complétement. Il faut deux efforts de diastole pour remplir le ventricule dont les parois se laissent difficilement distendre. Enfin la mort survient parce que le cœur s'arrête en *systole*. Telle est du moins la façon dont finissent les animaux inférieurs ou à sang froid.

Il n'en est pas de même chez les animaux à sang chaud : ici le cœur s'arrête en diastole, et c'est pour n'avoir pas tenu compte de cette différence que d'illustres physiologistes ont, dans une cause célèbre, donné des réponses tout à fait contradictoires, les uns affirmant que dans l'empoisonnement par la digitale le cœur s'arrêtait en systole, les autres affirmant que c'était en diastole. Tous avaient raison, suivant le genre d'animaux soumis à l'observation.

Quand des animaux à sang froid on passe aux classes supérieures, on constate que la susceptibilité à l'action du médicament augmente à mesure que l'on monte l'échelle : elle va en croissant des premiers aux herbivores et de ceux-ci aux carnivores.

Traube est celui qui a fait les expériences les plus nombreuses et les plus décisives sur les carnivores. Mais nous le voyons souvent changer dans ses interprétations et nous avons fréquemment à relever ses erreurs. C'est ainsi que, après avoir vu la digitale diminuer le nombre des pulsations à dose thérapeutique, puis les précipiter à dose toxique, Traube prétendait que dans le premier cas le médicament excitait le nerf pneumo-gastrique ou modérateur, tandis que les hautes doses le paralysaient. Mais nous verrons, Messieurs, que ces effets de la digitale persistent après la section du pneumo-gastrique. Ce n'est donc pas ce nerf qui transmet l'influence de la substance en expérience.

L'augmentation de pression intra-vasculaire survient après la diminution du nombre des pulsations à dose thérapeutique. A dose toxique, le pouls s'accélère d'abord considérablement, et ce n'est que plus tard que la pression diminue.

M. Hottot a cru voir tout le contraire et a affirmé la précipitation du pouls, avec diminution de pression périphérique. Partant de là et se basant sur ce vieil adage : « la fièvre guérit les spasmes, » l'auteur que je cite a préconisé la digitale dans le traitement de l'épilepsie, de la chorée, etc. Il y aurait beaucoup à dire sur ces applications fantaisistes d'un fait erroné. Qu'est-ce qu'un spasme ? Je le demande toujours et n'ai point encore obtenu la réponse. Le spasme défini, le trouve-t-on dans l'épilepsie et la chorée, bien

étonnées sans doute de se voir ici accolées ?
Et enfin, la fièvre diminue-t-elle les accidents épileptiques et les mouvements de la chorée ? Contre
cette dernière assertion je m'inscris en faux avec
une conviction absolue. Soyez-en bien convaincus,
Messieurs, et je l'ai assez vu à l'hôpital des enfants
pour être très-affirmatif : toutes les fois qu'un
choréique traversera la période prodromique
d'une fièvre éruptive, vous verrez son agitation
augmenter. Sans doute, il pourra vous arriver de
voir la chorée disparaître en même temps que
l'éruption ; mais alors, recherchez l'époque de
début de la première et vous trouverez cons-
tamment deux mois ou plus. C'est-à-dire qu'il y a
eu coincidence entre la fin de l'éruption et l'époque
ordinaire de la guérison de la chorée. Quant aux
épileptiques, vous ne verrez jamais la fièvre produire autre chose que l'aggravation des accès.

Enfin, M. Hottot a-t-il réellement constaté un
mouvement d'accélération du pouls, sous l'influence de la digitale ? Eh bien, Messieurs, ceci
est très-possible : M. Witkowski a vu, en effet,
que les injections intra-veineuses déterminaient un
mouvement fébrile ; mais alors, vous comprenez
fort bien qu'il ne s'agit plus ici d'une action de la
digitale, mais d'un traumatisme et d'une irritation
des parois vasculaires par le produit injecté.

Si des animaux supérieurs nous passons à
l'homme, nous trouvons absolument les mêmes
phénomènes. C'est ce qui fut constaté par les médecins anglais qui, par amour de la science, choi-
sirent pour sujet d'expériences les membres de
leurs familles. J'ajouterai que, d'après Daunders,
on pourrait, après un certain nombre de jours,
avec des doses croissantes, observer une précipitation du pouls. Ici nous sortons évidemment des
doses thérapeutiques. Les mêmes auteurs et les
français également ont vu, qu'en maintenant de

faibles doses, on pourrait attendre quelquefois pendant neuf jours avant de voir le pouls se ralentir. Cet effet se produit beaucoup plus rapidement quand les doses augmentent, sans cesser d'être thérapeutiques.

A doses toxiques et répétées, on peut observer d'emblée la précipitation du pouls, suivie bientôt de diminution de pression périphérique.

Le cœur présente des phénomènes concordant avec les deux précédents.

Le dicrotisme qu'il présente au sphygmographe se constate pendant la descente diastolique, comme chez les animaux à sang froid. Le cœur devient si prompt à réagir, si excitable, que le pouls devient parfois non seulement double, mais triple, le cœur se contractant au moindre contact de l'ondée sanguine qu'il ne semble plus pouvoir tolérer.

On a même vu, avec de très-hautes doses, des contractions tellement énergiques, que le cœur restait immobile, en diastole, pendant quelques secondes.

Il ne suffit pas de constater le ralentissement du cœur ; il faut se rendre compte du mécanisme de ce ralentissement.

Dans ces dernières années, plusieurs jeunes médecins ont admis que l'action du médicament se faisait d'abord sentir à la périphérie, déterminait une augmentation de pression, par suite un ralentissement dans les mouvements du cœur, arrêté par cet obstacle. Une ingénieuse expérience de Marey semblait donner raison à cette théorie. On sait que le professeur du collége de France, ayant construit un appareil circulatoire en caoutchouc, montra que le cœur restait distendu et se contractait d'autant moins que l'obstacle à l'écoulement des liquides était plus grand. A ceci, Messieurs, je ne ferai qu'une toute petite objection : il est dangereux de confondre les propriétés physiques des corps inertes, nécessairement passifs, avec les propriétés physiologiques des tissus vivants, sensibles et contractiles.

Tandis que les premiers subissent la distension, les seconds se révoltent contre elle et réagissent dans une large mesure.

C'est donc par le cœur que débute l'action de la digitale et la pression périphérique est consécutive à la puissance augmentée du cœur. Des physiologistes anglais, Fothergill entre autres, croient avoir vu les vaisseaux se contracter primitivement, mais un mot suffira pour démontrer leur erreur. Ils injectaient directement la solution dans les vaisseaux dont les parois, vivement irritées par la digitale, se contractaient sans qu'il fût légitime d'admettre là une action consécutive à l'absorption. Le contact de l'air ou de tout autre excitant local produirait le même résultat.

Nous ferons encore deux objections à la théorie que nous combattons : si le ralentissement du cœur était consécutif et dépendait de l'augmentation de pression périphérique, il y aurait toujours proportion exacte entre cet obstacle périphérique et le ralentissement. Or, cela n'est pas. Les deux phénomènes sont parallèles et non proportionnels.

Enfin, si cette théorie était vraie, on devrait observer d'abord la dépression périphérique, quand des doses toxiques auraient été administrées. Or, c'est le contraire qui s'observe. Le pouls se précipite tout d'abord et, nous l'avons déjà dit, ce n'est qu'au moment de l'agonie que la pression tombe à son minimum.

Ainsi donc, Messieurs, c'est l'augmentation d'énergie du cœur qui détermine l'augmentation de pression périphérique.

Mais comment l'action de la digitale arrive-t-elle au cœur ? Se porte-t-elle d'abord sur le centre vaso-moteur ?

La réponse est facile : coupez la moelle au-dessous de ce centre. Vous voyez aussitôt tomber la pression. Faites alors une injection de digitaline et

le ralentissement du pouls se produira néanmoins.
Nouvelle preuve que ce dernier phénomène n'est
pas sous la dépendance de la pression périphérique.

La digitale influence-t-elle le pneumo-gastrique,
ce régulateur des mouvements cardiaques ? C'est
l'opinion de Traube, ou du moins une de ses opinions, car il en change assez facilement. C'est
aussi ce qu'a soutenu Tardieu dans le trop fameux
procès Lapommeraye. Cependant, Messieurs, vous
pouvez couper le pneumo-gastrique sans annuler
l'effet de la digitale. C'est qu'il existe dans le cœur
deux ganglions auxquels aboutissent les pneumo-
gastriques, qui possèdent une action propre, persis-
tant très-longtemps après la section du tronc nerveux. Voilà les éléments sur lesquels porte l'action de la digitale.

On s'est encore demandé si l'agent que nous étu-
dions, au lieu d'exciter le centre modérateur, ne
paralysait pas au contraire les ganglions accéléra-
teurs auxquels aboutit le grand sympathique, qui
cesserait alors de faire contre-poids à l'action mo-
dératrice du pneumo-gastrique. La réponse sui-
vante a été faite à cette hypothèse. Il y a huit ans,
un de mes élèves, le Dr Meuriot, montra que l'ésé-
rine, l'aconitine, la vératrine et l'atropine para-
lysent le centre modérateur, de sorte que le grand
sympathique excite alors tout à son aise des mouvements tumultueux du cœur.

Or, dans ces conditions, la belladone devient im-
puissante, surtout quand c'est l'atropine que l'on a
employée ; car, tandis que les autres alcaloïdes
dépriment seulement avec énergie le pneumo-gastrique, l'atropine le paralyse tout à fait. Vous
voyez, Messieurs, quelle faute grossière commet-
tent ceux qui unissent belladone et digitale dans
la même préparation. Ce sont deux antagonistes
absolus.

Cette expérience de Meuriot a été, dans ces der-

niers temps, renouvelée à l'aide d'une autre substance, la muscarine, qui arrête le cœur en diastole.

C'est Schmiedberg, un bon allemand, qui, comme
tous ses compatriotes, emprunte volontiers en en-
levant l'étiquette et en démarquant, c'est, dis-je,
Schmiedberg qui a montré cette action de la muscarine et s'en est servi pour l'étude qui nous
occupe.

Lorsque la dose de digitale est excessive, ce
n'est plus seulement le nerf qui est atteint, c'est le
muscle cardiaque lui-même qui est tué. Cette
action se rencontre encore avec l'atropine qui,
elle aussi, finit par tuer le muscle.

Ainsi, pour nous résumer, la digitale agit sur le
centre régulateur, mais surtout sur les ganglions
propres du cœur. De là augmentation d'énergie,
ralentissement des contractions qui se font plus
complètes et énergiques, et enfin, augmentation de
pression.

Tous ces détails sont bien longs, Messieurs ;
peut-être même les trouvez-vous un peu arides :
mais soyez certains que jamais vous ne connaîtrez
la digitale, jamais vous ne comprendrez nettement
ses indications, si vous ne vous pénétrez pas de ce
que je viens de dire, et si vous vous bornez à savoir
que la digitale ralentit le pouls et fait baisser la
température. Ce sont là des résultats bruts et sté-
riles au point de vue des applications cliniques, et
qui ne vous mettraient pas en mesure de tirer, au
lit du malade, tout le parti que vous êtes en droit
d'attendre de ce précieux médicament.

Messieurs, je vous signale avec insistance l'é-
cueil auquel vous êtes en danger de vous heurter,
si dans l'emploi de ce précieux agent vous vous
impatientez, ou si vous débutez par de trop hautes
doses. Cet écueil, c'est le *digitalisme* que vous provo-
querez presque certainement si, ne voyant pas survenir les premiers jours, l'effet attendu, vous augmentez trop rapidement la dose, ou si vous maintenez

trop longtemps son emploi, **même à dose thérapeu-**
tique et en ne dépassant pas 15 centigrammes. A
cette dose, en effet, vous êtes exposés, au bout d'un
mois, souvent **moins**, à voir survenir des effets tout
opposés à ceux que vous demandiez à la digitale
et qu'elle vous avait réellement procurés dès les
premiers jours. Le ralentissement du pouls est d'a-
bord remplacé par une accélération notable.

A quelle cause attribuer cette accélération? Devons-nous admettre, sinon une paralysie du tronc
du pneumo-gastrique, comme Traube l'a cru à tort,
tout au moins une paralysie des ganglions propres
du cœur? Faut-il, au contraire, croire à l'excitation
morbide du grand sympathique? Enfin, peut-on
admettre ces deux causes réunies ?

Je me rangerai aujourd'hui, par exception,
dans le camp des éclectiques, et j'admettrai la
combinaison des deux causes. Voici sur quoi je
base mon opinion : Donnez à un animal une dose
d'atropine suffisante pour paralyser les ganglions
modérateurs du pneumo-gastrique. Vous voyez
aussitôt l'accélération se produire avec énergie. Eh
bien ! si à ce moment, vous faites une injection de
digitaline, les pulsations s'accéléreront encore notablement, ce qui, selon moi, est un indice non
douteux de l'action excitante sur le grand sympathique.

Le digitalisme se prononçant de plus en plus, on
voit le ryhthme du cœur se troubler davantage, ses
pulsations devenir insignifiantes , car la digitale
maintenant le cœur dans la rigidité continue, l'empê-
che de chasser le sang ; par suite la pression intra-
vasculaire tombe au minimum. Cette influence de la
digitale sur le cœur fait qu'on ne pourrait sans danger
la donner comme contre-poison de l'atropine, car à
la dose où elle pourrait être efficace, elle-même con-
tribuerait à accélérer et à affaiblir les mouvements
du cœur. Elle doublerait donc le danger, au lieu de
l'éloigner.

Signalons, pour être complet, les autres actions beaucoup moins importantes de la digitale :

Sur la respiration : un pharmacologue de Vienne, qui fit un très-bon travail sur la digitale, au point de vue de l'histoire naturelle, mais qui a commis de détestables expériences, Kölher, prétend que ce médicament précipite les mouvements respiratoires. Bouley et Raynal ont démontré en 1849 que le contraire était vrai, et que la respiration ne devenait plus rapide, tremblante et interrompue que vers la fin de la période d'empoisonnement.

Sur la température : D'après un physiologiste allemand, la température centrale baisserait, tandis que l'on constaterait une augmentation à la périphérie, et il attribue cet effet à l'accélération de la circulation. Ce phénomène n'existant pas à doses physiologiques, nous n'avons pas à discuter l'explication.

Ackermann, lui aussi, a constaté une diminution d'un demi-degré au centre et une augmentation de même quantité à la périphérie, et croit que la contraction des vaisseaux centraux est plus grande, tandis que ceux de la périphérie moins contractés contiennent plus de sang. Nous savons cependant que la pression est augmentée aussi bien à la périphérie qu'au centre. Il ne nous est donc pas encore possible de donner une explication satisfaisante de ce curieux phénomène.

Sur la sécrétion urinaire : Voici, Messieurs, un côté très-important encore de la digitale, au point de vue des applications thérapeutiques. Mais, pour éviter de nous faire des idées fausses, il faut bien distinguer entre l'homme sain et le malade. Chez le premier, en effet, pas de changement appréciable. quelque physiologistes ont même admis qu'il y avait diminution dans la proportion de l'urine. Malheureusement, les expérimentateurs ont négligé de se préparer à leurs expériences par plusieurs

L.   2

jours d'observation avec un régime parfaitement
uniforme et bien réglé.

Sur le malade, l'action diurétique de la digitale
ne peut faire l'objet d'aucun doute. Elle est surtout
sensible chez les sujets dont le cœur est affaissé et
a subi en partie la transformation graisseuse. Dans
ce cas, en effet, l'énergie étant rendue à l'organe,
la pression augmente, et avec elle la diurèse. Si les
urines augmentent en quantité, subissent-elles des
modifications au point de vue de la densité, de la
proportion de l'urée, de l'acide urique et des sels ?
Oui, Messieurs, il y a diminution sur toute la ligne ;
je parle, bien entendu, des proportions par litre et
non par 24 heures.

Quant au *système nerveux*, voici ce que produit
l usage prolongé de la digitale : céphalalgie, ver-
tiges, douleurs dans tous le membres, dilatation
de la pupille. Quand vous observez tous ces signes,
arrêtez-vous, Messieurs, car vous entrez dans le digitalisme et pour peu que vous persévériez, vous
pourriez avoir des accidents mortels, avec paralysie complète de la moelle, affaissement et relâ-
chement absolu de tous les muscles.

Weill a montré que la digitale agit sur la moelle
et qu'elle modère les actions réflexes lors que la
décapitation a supprimé les centres modérateurs
contenus dans le cerveau.

Les troubles du *tube digestif* ne sont pas le résultat d'une action directe ; Stadion et Saunders l'ont
démontré en expérimentant sur eux et leurs familles. Ces médecins accusent, vers le cinquième
jour, un goût amer et nauséeux dans la bouche ;
au douzième, l'anorexie et la constipation ; au dix-
huitième, commence l'amaigrissement, avec teinte
terreuse et une expression de souffrance sur la face.
Cela ne nous étonnera pas, Messieurs, si nous son-

geons que les sujets en expérience ne mangeaient plus guère depuis six à sept jours, et il ne serait pas besoin de faire ici intervenir la digitale pour interpréter ces faits.

Enfin, après le dix-huitième jour surviennent les vomissements. Notez, que les auteurs se servaient de doses thérapeutiques normales, et attendez-vous à avoir fréquemment à observer de pareils faits qui ne laisseront pas de vous causer bien des ennuis. Je vous indiquerai les moins mauvais moyens de les éviter, sans vous garantir que vous y arriverez toujours. Vous trouverez des sujets qui ne toléreront la digitale à aucune dose, même pendant aussi peu de temps que possible.

Je vous ai déjà signalé en détail, à propos de chaque système organique, les phénomènes du *digitalisme*; je n'ai plus ici qu'à les énumérer sommairement. Tels sont: la céphalalgie, l'anxiété précordiale, les nausées et vomissements, l'enduit de de la langue, la douleur épigastrique, la diminution des urines, l'injection de la face, les sugillations et le froid à la périphérie correspondant à l'affablissement du cœur; plus tard paraissent le cauchemar, les hallucinations, la dilatation pupillaire. La voix s'éteint par sécheresse et rigidité des cordes vocales, la respiration s'embarrasse et devient difficile, probablement aussi parce que la muqueuse respiratoire se dessèche. Le pouls, d'abord intermittent et irrégulier, devient insensible. Des stases sanguines se produisent dans tous les organes parenchymateux; enfin, arrivent les convulsions, et le collapsus qui précède la terminaison fatale.

N'oubliez pas que tout cela peut s'observer si, impatientés par la lenteur des effets, vous augmentez imprudemment la dose, et même si vous continuez trop longtemps une dose même thérapeutique.

II.

INDICATIONS DE LA DIGITALE DANS LES MALADIES DU COEUR.

Abordons maintenant l'histoire thérapeutique du médicament, à laquelle tous ces détails ont eu pour but de vous préparer. Nous commencerons par diviser les malades en deux catégories : les uns ont de la fièvre ; les autres n'en ont pas. Ce sont ces derniers qui nous intéresseront le plus, car nous y rencontrons les cardiaques.

Chez ceux-ci le pouls se ralentit, la pression augmente, et la température s'abaisse. Quant à la diurèse, elle augmente d'autant plus, que la maladie est plus grave, le cœur plus affaibli et le trouble plus profond dans son rhythme. C'est là que triomphe la digitale.

Faut-il admettre cependant, avec MM. Homolle et Vidal, que la diurèse manque tout à fait, se trouve même remplacée par une diminution dans les urines, lorsque le trouble cardiaque est purement fonctionnel ? Pour nous , Messieurs , nous croyons qu'il y a là une exagération.

Cette action étant bien établie, il va nous être facile de déterminer dans quelles maladies, et dans quelle période de chaque maladie, nous devrons recourir à la digitale. C'est ici que vous allez bien sentir toute l'importance de ces longs détails physiologiques, sans la connaissance desquels vous ne seriez jamais que d'aveugles routiniers et des empiriques.

Disons d'une façon générale que [la digitale est absolument indiquée dans les maladies du cœur lorsque cet organe, d'abord hypertrophié, pour surmonter un obstacle au cours du sang, finit par devenir impuissant et cesse de se contracter avec assez d'énergie pour établir une compensation efficace.

Alors surviennent les hydropisies, le catarrhe pulmonaire, les stases sanguines dans les reins, le foie, etc.

La digitale rendant au cœur son énergie et ses contractions efficaces, supprime l'hyperhémie veineuse, et la stase sanguine. Les liquides rentrent alors dans la circulation, sont rejetés par les urines, et l'on voit les hydropisies diminuer en même temps que la diurèse augmente et proportionnellement à cette augmentation.

Entrons dans le détail de chacune des maladies du cœur où il sera utile de recourir à la digitale.

Le seul moyen de préciser les indications de la digitale et de les fixer dans la mémoire d'une façon définitive, est encore de suivre l'évolution de la maladie avec ses lésions et les phénomènes qui en sont la conséquence.

Ainsi nous disons que la digitale est appelée à intervenir toutes les fois que le cœur devient impuissant à surmonter les obstacles opposés à la circulation. Quels sont ces cas?

Nous avons d'abord l'insuffisance des valvules droites ou gauches. Nous comprenons fort bien que le cœur subisse une hypertrophie compensatrice, lorsque le sang reflue sans cesse vers ses cavités et les surcharge. Pendant longtemps cette hypertrophie est suffisante et l'équilibre se maintient à peu près. Il y a bien une pâleur très-marquée des tissus et surtout de la face, où le sang n'arrive qu'avec peine, mais les troubles ne sont pas profonds et la vie peut persîster ainsi très-longtemps, beaucoup plus même que ne l'affirment beaucoup de médecins.

Cependant le cœur, ainsi qu'il arrive à tous les organes surmenés, finit par ne plus pouvoir suffire à sa tâche. Son tissu s'altère, le sang commence à stagner. La stase sanguine, ressentie d'abord dans le poumon, y détermine des accès de dyspnée ; puis ce sont les membres eux-mêmes dont les veines se distendent et dont les tissus s'œdématient. C'est à ce moment, Messieurs, qu'il faut intervenir. Il est nécessaire de venir au secours du cœur et de lui donner l'énergie qui lui fait défaut.

Avec l'impulsion plus vive et plus soutenue du cœur, vous avez le rétablissement de la circulation jusque dans les capillaires, la disparition de la stase et avec elle la fin de l'œdème. Vous verrez assez souvent des jeunes gens atteints d'insuffisance et spécialement d'insuffisance aortique. Ne portez pas un pronostic trop sombre, même chez les jeunes filles, et ne croyez pas que dans ces conditions, vous ayez à craindre autant qu'on l'a dit, les accidents et la mort subite, spécialement pendant les efforts de l'accouchement. Il y a là beaucoup d'exagération. Dans des cas semblables, annoncez qu'il y a un trouble de la circulation centrale, sans vous servir des termes de maladie du cœur, d'anévrysme, d'hypertrophie ; engagez vos malades à ne pas se livrer aux occupations et surtout aux plaisirs qui excitent vivement la circulation. Prévenez-les de la possibilité de la dyspnée et de l'œdème, et soyez certains que dans bien des cas, si vos conseils sont *à peu près suivis*, vous pourrez observer longtemps vos malades dans des conditions passables d'existence. Cependant il est bien certain que vous aurez généralement à intervenir plus tôt dans l'insuffisance que dans les rétrécissements. N'allez pas croire, ainsi que je ne sais plus quel médecin anglais, qu'en donnant de bonne heure la digitale, vous ferez gagner du

temps à vos malades parce que vous leur donnerez
60 pulsations au lieu de 80. Ces 60 en valent 80
pour la fatigue des muscles, car elles sont plus
complètes : vous aurez. en outre, fatigué l'estomac
de vos malades, chez lesquels vous pourrez ren-
contrer une révolte absolue, le jour où vous aurez
absolument besoin d'intervenir. Vous voyez que
de telles conséquences donnent à réfléchir.

Dans les rétrécissements vous voyez fort souvent
les malades porter leur lésion pendant de longues
années, sans avoir aucunement conscience de leur
état. Celui-ci leur est révélé tout-à-coup par des
troubles graves, soit sous l'influence d'accidents,
soit lorsque le cœur succombe à la tâche.

Vous n'avez pas cependant à recourir à la digitale
dans les seuls cas de dyspnée et d'œdème ; il faut
aussi la prescrire lorsque vous constatez l'aryth-
mie et une excitation qui provoque des battements
trop fréquents. Il est nécessaire de rappeler le
calme et la régularité.

Messieurs, vous donnerez la digitale lorsque les
impulsions du cœur viendront soulever violem-
ment les parois thoraciques et lorsque ses bruits
seront clairs et éclatants. Mais gardez-vous cependant de vous considérer alors comme étant devant
une hypertrophie. Le cœur peut se dilater et battre
très-fort, sans être pour cela hypertrophié. C'est
même alors et avec des parois minces que les sons
seront plus éclatants.

Vous devrez bien plus certainement encore prescrire la digitale aux malades dont le cœur faible et
atone se contracte mollement et avec irrégularité,
et vous ne confondrez pas la petitesse et la con-
centration du pouls avec sa faiblesse.

Je vous ai parlé de la dyspnée comme du premier
signe des maladies du cœur. Bien des malades
n'ont que cela pendant de nombreuses années.
Faut-il admettre le catarrhe bronchique, l'hypo-
thétique congestion ? Toujours est-il que si vous

donnez alors l'opium ou la belladone, vous exagé-
rez les pulsations cardiaques et augmentez le mal,
tandis que la digitale régularise la circulation et
apporte le calme.

III.

INDICATIONS DE LA DIGITALE DANS LES MALADIES
DE L'APPAREIL GÉNITAL, LES HÉMORRHAGIES ET LES PYREXIES.

Messieurs, avant de parler des applications de la
digitale aux maladies fébriles, nous avons encore à
discuter ses indications dans deux ordres d'affections apyrétiques:

Nous voulons parler des maladies de l'appareil
génital et des hémorrhagies.

Pourquoi avoir songé à la digitale dans le premier cas? Eh! Messieurs, théoriquement c'est
simple et rationnel! La digitale, faisant contracter les vaisseaux périphériques, diminue
les sécrétions et parmi elles la sécrétion mucoso-
purulente de la blennhorrée. Cela est vrai, et
nous voyons un très-distingué Médecin de la
marine, M. Béranger-Féraud, nous accuser trente-
six cas de guérison de blennorrhagie pendant
le traitement par la digitale. Mais en combien de
temps, et au prix de quels troubles digestifs? Voilà
deux questions qu'il serait bon d'élucider. Vous le
savez certainement, Messieurs, la blennorrhagie
dure de quinze jours à six mois, un an et plus, quand
ce n'est pas toute la vie. Vous savez aussi que si
les balsamiques ont de sérieux inconvénients, ils

ont, d'autre part, l'avantage qui n'est pas à dédai-
.gner de produire des effets certains et prompts.
Je ne vois donc pas quelle raison je pourrais
avoir de recourir à la digitale. Je me trompe, la
raison existe, et nous la trouvons même indiquée
dans l'auteur cité plus haut : La digitale diminue
ces terribles érections nocturnes, cauchemar des
pauvres patients, et à ce titre, elle constitue un agent
qui n'est pas à dédaigner. Cette action, nous devons
l'attribuer surtout, selon moi, à la dépression' de
l'action réflexe de la moelle. Quel qu'en soit le mécanisme, l'action existe et je vous engage à ne pas
l'oublier quand vous serez consultés par quelqu'un
de ces malheureux atteints de ce que l'on appelle
la *Chaude-pisse cordée*.

C'est que la digitale est, en effet, un de nos plus
sûrs, de nos plus efficaces anaphrodisiaques. S'il vous
arrive un jour, ce qui ne peut manquer, de voir
arriver chez vous un de ces hommes que la vue d'une
jolie femme, le frôlement léger, le froufrou d'une
robe surexcitent jusqu'à l'érection et....... la suite ;
quand, dis-je, cela vous arrivera, songez à la digitale ! Prescrivez sirop de digitale ; sirop de pointes
d'asperges (gardez-vous, Messieurs, de l'asperge,
dans les occassions solennelles !) et iodure de potassium, et soyez certains que vous verrez se produire le calme physique et aussi le calme moral.
Car, ne l'oubliez-pas, le malade dont les excitations
et les pertes répétées ont épuisé les forces, ce malade, dis-je, est presque fatalement condamné à
l'hypochondrie et à la mélancolie. Que l'excitation des organes disparaisse, et vous verrez la nutrition se relever et le moral reprendre tous ses droits.

C'est ce qu'il me fut donné de constater chez un
magistrat, homme serieux et de mœurs irrépro-
chables. Il ne pouvait, dans l'intérieur d'un omni-
bus, voir une figure de femme, sentir le frôlement
d'une robe, sans éprouver à l'instant tous les ennuis
de l'érection et de la perte. La répétition de ces

accidents l'avaient anémié, déprimé et réduit à un tel état qu'il lui arrivait fréquemment de songer au . suicide.

Le traitement que je vous signale eut un effet rapide et complet.

Quant aux *hemorrhagies*, nous avons, Messieurs assez peu de chose à en dire. Au premier abord, il semble assez naturel d'admettre que la digitale, diminuant la rapidité des mouvements du cœur, doit aussi diminuer l'intensité des hémorrhagies. Malheureusement, il y a à cela une objection et elle est sérieuse : si la digitale diminue le nombre des pulsations, en revanche elle en augmente l'intensité, l'énergie : sous son influence, le cœur obéit au *Compelle exire*.

Il est cependant un cas où les Anglais et plusieurs Français, parmi lesquels je citerai mon ami Lasègue, conseillent de recourir à la digitale : nous voulons parler des hémorrhagies utérines. Les témoignages abondent et ils ont de la valeur. Comment expliquer ce résultat ? La digitale fait-elle contracter le muscle de l'utérus comme celui du cœur ? Ne faut-il pas, au contraire, admettre la diminution de l'action réflexe de la moelle ? Je ne me prononce pas, quoique, cependant, je ne cache pas mes sympathies pour la dernière interprétation.

IV.

INDICATION DE LA DIGITALE DANS LES PYRÉXIES.

Une des grandes préoccupations des médecins de nos jours est de trouver une agent capable de combattre efficacement le symptôme fièvre. Les propriétés de la digitale que nous avons signalées devaient tout naturellement la désigner à l'attention. Ainsi en fut-il.

Il ne faut pas cependant oublier que si la digitale diminue le nombre des pulsations, même à faible dose, et dans les affections fébriles plus sûrement qu'à l'état normal, l'impulsion étant plus énergique, le sang arrive aussi abondant aux extrémités.

A ces faibles doses, la tension des vaisseaux ne marche pas parallèlement avec le ralentissement des pulsations. Traube, qui vient de mourir et qui était certainement un bon observateur, quoique se trompant quelquefois dans l'interprétation des phénomènes, Traube, dis-je, a même vu le ralentissement du pouls marcher de pair avec la diminution de pression.

Cependant il est constant que, en employant la digitale à haute dose, on voit tomber la température. A quoi devons-nous attribuer ce résultat? Faut-il admettre que la digitale anémiant les vaisseaux de la périphérie, diminue l'intensité des combustions qui ont lieu surtout au niveau des capillaires et dans l'intimité des tissus ? Ne pourrait-on pas, au contraire, faire intervenir ici le jeu d'un ordre de nerfs nouvellement reconnus par Schiff d'abord, puis admirablement démontrés par notre doyen, M. Vulpian, et en dernier lieu par M. Onimus? Nous voulons parler des nerfs dilatateurs des capillaires. Dans cette dernière hypothèse qui me séduit beaucoup, il faudrait admettre que les capillaires dilatées reçoivent plus de sang qui, rafraîchi à travers l'épiderme par l'air extérieur, diminuerait la température générale.

Quelle que soit l'hypothèse que vous admettiez pour vous rendre compte de l'abaissement de température, le fait existe. Mais je ne saurais trop m'élever ici contre la hardiesse des thérapeutistes modernes. Autrefois, nous étions, cela est vrai, par trop timorés. Mais que dire aujourd'hui en voyant avec quel sans-gêne, quelle désinvolture, on se décide à plonger dans le bain froid quiconque présente à la peau quelques degrés de plus que son voisin! Non-seulement c'est le rhumatisant et le typhique, mais c'est aussi le pneumonique que l'on expose de sang-froid au choc brutal de ces flux et reflux sanguins du centre à la périphérie.

Ceux qui recourent à des moyens aussi violents pour combattre un symptôme, ont-ils bien le droit de se moquer des empiriques et des spécificistes?

Je vous ai, dans notre dernière réunion, signalé deux opinions sur le mécanisme de l'abaissement de température sous l'influence de la Digitale, et je vous ai dit de quel côté je penchais. Il est encore une troisième hypothèse que l'on a émise, et d'après laquelle cet abaissement de température serait dû à l'obstacle que la digitale apporterait aux oxydations. Malheureusement il n'est pas encore prouvé que la digitale doive, sous ce rapport, être rangée à côté de l'alcool et des autres agents de même ordre.

Cette incertitude sur le mode d'action du médicament est déjà, par elle-même, de nature à refroidir notre zèle et à nous éloigner de son emploi dans les pyrexies. Nous y serons bien autrement décidés quand nous aurons considéré sérieusement

les résultats cliniques qu'il est réellement perm i
d'espérer.

N'oublions pas, Messieurs, à quel prix on obtient
un abaissement de température et quelles doses
ont conseillé d'administrer les promoteurs de cette
médication. Ils sont trois que nous devons surtout
citer ; Traube que la mort vient d'enlever ; Wun-
derlich, *l'inventeurd es températures*, que |ses spirituels
compatriotes représentent rivé à un immense
tuyau de poële en guise de thermomètre ; et enfin
Hirtz, le professeur de Strasbourg.

Or, savez-vous à quelles doses il faut débuter,
pour obtenir d'une façon qui n'est même pas constante, le résultat cherché ? Il faut débuter par un
gramme de poudre, et aller jusqu'à 3 et 4 grammes
par jour !

Il ne faut pas oublier ce que de pareilles doses
produisent sur l'estomac, déjà si peu capable
de fonctionner : n'oubliez pas non plus le danger
de paralysie du cœur, danger d'autant plus grand
que les fibres musculaires de cet organe subissent,
par le fait des fièvres graves, une dégénérescence
granulo-vitreuse décrite par Zenker, Hayem, etc.,
après avoir été tout d'abord signalée par Andral et
Bouillaud.

A ce prix vous obtenez, après deux ou trois jours,
rarement plus tôt, un abaissement de température
qui n'est nullement en rapport avec le ralentissement du pouls. Vous ne diminuez ni la durée de
la maladie, ni les chances de mort. Ces dernières
seraient peut-être même augmentées.

Les promoteurs de cette application de la Digitale
ne sont point parfaitement d'accord sur les indications. Ainsi, il faudrait la donner dans la fièvre typhoïde lorsque le thermomètre marque 39° 1/2 et
le pouls 138. Pourquoi 138 ? Je n'ai pu en décou-
vrir la raison. Hirtz ne veut pas la donner dans le
collapsus : c'est là qu'elle triomphe au contraire si
l'on en croit Anstie. Ce dernier l'appelle à son aide

pour rendre au cœur sa tonicité, et le réveiller
quand il s'affaisse trop profondément.

Quant à la pneumonie, elle demanderait des
doses de 6 et 7 grammes! On croit rêver, Messieurs,
quand on entend donner des conseils aussi mons-
trueux! Hirtz dit qu'il faut s'arrêter lorsque
le collapsus commence : c'est prudent..... Pour
Traube, il est inutile d'en donner lorsque la
pneumonie dure depuis quelque temps. N'est-il pas,
en effet, bien évident que, si vous commencez le
traitement le 3ᵉ ou le 4ᵉ jour, la défervescence se
fera vers le 6ᵉ ou 7ᵉ, c'est-à-dire à l'époque nor-
male. Qu'aurez-vous donc gagné ? Vous aurez
rendu l'alimentation impossible précisément au
moment où elle devient le plus indispensable !
Nous avouons que nous aimons mieux donner à
nos patients, le lait, le bouillon, le vin, etc. ; et si
nous voulons diminuer les combustions, nous re-
courons à l'alcool, à la vératrine, etc.

Je n'aime guère la statistique : on lui fait dire
tant et de si étranges choses! Mais puisque les par-
tisans de la Digitale dans les fièvres l'ont invo-
quée, voyons ce qu'elle nous dit : Thomas, élève
de Wunderlich, déclare que l'on perd 21 0/0 des
malades digitalisés : or l'expectation donne 14 0/0.
Choisissez.

Messieurs, termininons par une observation que
vous trouverez probablement intéressante. Les
auteurs que nous combattons ont bien recom-
mandé de s'abstenir de la Digitale, lorsque les fonctions cérébrales ne sont pas intactes. Impossible
vraiment de montrer plus d'à-propos. C'est en effet
dans les pneumonies avec délire alcoolique que la
Digitale est le plus sûrement indiquée; et dans ce
cas vous n'avez nullement à hésiter, et vous pouvez donner 8 à 16 grammes de teinture, sans aucune crainte. Sauf ce cas unique, défiez-vous,
Messieurs, de la Digitale dans les fièvres !

Cependant je ferai encore une exception en faveur de ces cas de pneumonie, dans lesquels la fièvre persiste parfois pendant plusieurs semaines.

Dans tous les autres cas, abstenez-vous de la Digitale.

Ce que je viens de vous dire de la fièvre typhoïde, et de la pneumonie s'applique également aux autres maladies fébriles, érysipèle, scarlatine, pleurésie, rhumatisme, etc.

PARIS, — IMP. VICTOR GOUPY, RUE DE RENNES, 71.

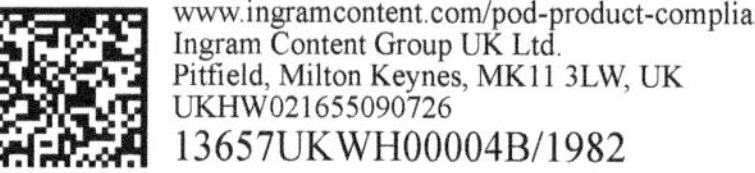